BEI GRIN MACHT SICH IHR WISSEN BEZAHLT

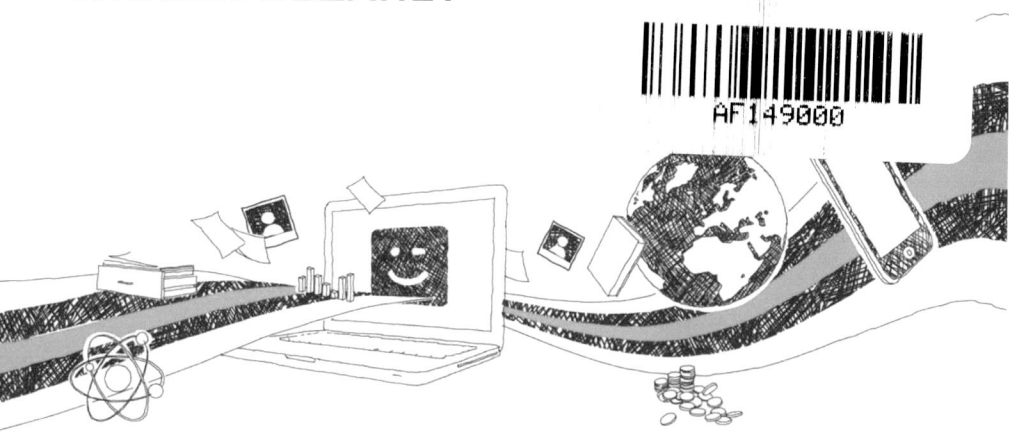

- Wir veröffentlichen Ihre Hausarbeit,
  Bachelor- und Masterarbeit

- Ihr eigenes eBook und Buch -
  weltweit in allen wichtigen Shops

- Verdienen Sie an jedem Verkauf

Jetzt bei www.GRIN.com hochladen
und kostenlos publizieren

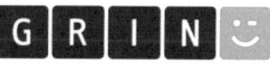

Uzung Yoon

Gesundheitssystem in Südkorea

GRIN Verlag

Bibliografische Information der Deutschen Nationalbibliothek:

Die Deutsche Bibliothek verzeichnet diese Publikation in der Deutschen National-
bibliografie; detaillierte bibliografische Daten sind im Internet über http://dnb.d-
nb.de/ abrufbar.

Impressum:

Copyright © 2009 GRIN Verlag GmbH
Druck und Bindung: Books on Demand GmbH, Norderstedt Germany
ISBN: 978-3-640-38144-9

Dieses Buch bei GRIN:

http://www.grin.com/de/e-book/131797/gesundheitssystem-in-suedkorea

GRIN - Your knowledge has value

Der GRIN Verlag publiziert seit 1998 wissenschaftliche Arbeiten von Studenten, Hochschullehrern und anderen Akademikern als eBook und gedrucktes Buch. Die Verlagswebsite www.grin.com ist die ideale Plattform zur Veröffentlichung von Hausarbeiten, Abschlussarbeiten, wissenschaftlichen Aufsätzen, Dissertationen und Fachbüchern.

Besuchen Sie uns im Internet:

http://www.grin.com/

http://www.facebook.com/grincom

http://www.twitter.com/grin_com

Krankenversicherung in Süd-Korea

Fach: Gesundheitspolitik

Uzung Yoon

Berlin School of Public Health

16.2.2009

Inhaltsverzeichnis

1. Einleitung

Im Public Health Studium beschäftigen wir uns ausschließlich mit dem Gesundheitssystem in Deutschland. Wie wir wissen sind aber die Gesundheitssysteme verschiedener Länder sehr unterschiedlich aufgebaut. Vieles der verschiedenen Systeme sind uns bereits bekannt. Es gibt aber nur wenig Fachliche Information über das Gesundheitssystem von ferneren Ländern wie z.B. Süd Korea. Dies war der Anlass mich genauer über das Gesundheitssystem in Süd Korea zu befassen.

2. Die Geschichte und Entwicklung der Krankenversicherung in Korea

16.12.1963 - Einführung des Krankenversicherungs-Gesetzes (Gründung einer Gewerkschaft in Arbeitsstellen mit über 300 Angestellten)

22.12.1976 - Komplette Erneuerung des Krankenversicherungsgesetzes Umsetzung der Krankenversicherung zum 4. jeweils 5 Jährigen Wirtschaft- Entwicklungsprogramm
- Jan.1977 - Krankenversicherung für die Lebensunterhaltempfänger
- In Anbetracht der Zahlbarkeit, Einführung der Krankenversicherung nach den Verdiensts schichten und schrittweise Erweiterung
- Juli 1977 - Einführung der Krankenversicherung in Arbeitsstätten mit über 500Mitarbeitern (zum ersten mal Pflicht)
- Jan. 1979 - 1. Einführung der Krankenversicherung für Beamte und Privatschulen Lehrer und Mitarbeiter
- Juli 1979 - Erweiterung der Krankenversicherung an Arbeitsstätten mit über 300 Personen

Grundsteinlegung für die Erweiterung der Krankenversicherung auf die gesamte Bevölkerung ab 1980
- Juli. 1981- Erste. Testphase der Regional-Krankenversicherung (Hongchon, Oggu, Gunwi)
- Juli. 1982 - Zweite Testphase der Regional-Krankenversicherung (Kanghwa, Boeun, Mogpo)
- 5. Juli1988 - Erweiterung der Krankenversicherung an Arbeitsstätten mit über 5 Personen

Krankenversicherung Erweiterung für die Traditionelle Medizin
- Dez. 1984 - Krankenversicherung Testphase (Chongju, Chongwo,)
- Feb. 1987- Landesweite Erweiterung der Krankenversicherung für die Traditionale Medizin

Regionale Krankenversicherung
- Jan. 1988 - Einführung der Krankenversicherung in der Landwirtschaftsregion
- Jul. 1989 - Einführung der Krankenversicherung im Industriegebiet
  (12 Jahre nach Einführung wurden alle Bürger krankenversichert)

Okt. 1989 - Einführung der Versicherung für Medikamente
(Aug.1982- Dez.1984: Einführungstestung der separaten Medizinversorgung und Medikamenten-Versicherung , Stadtkreis Mogpo)

Vereinigung der Krankenversicherung Gesellschaften
- Okt.1998 - 1. Vereinigung (Vereinigung der Beamten · Privatschulen Lehrer/Mitarbeiter-Versicherung und sonstige 227 Ortsversicherungen) ⇒ In Betriebnahme der Verwaltungsbehörde der Nationalen-Krankenkassenversicherung
- Jul. 2000 - Komplette Vereinigung der Krankenversicherung (Nationalen-Krankenkassenversicherung und sonstige 139 Berufsgewerkschaften) ⇒ In Betriebnahme der öffentliche Körperschaft der Nationalen-Gesundheitsversicherung und der Gesundheitsversicherung Prüf & Kontrollbehörde
·

Jul. 2000 Neustart als National Health Insurance Corporation (NHIC)
Gesetzgründung und Festlegung zur Finanzunterstützung des Staates der Nationalen-Krankenkassenversicherung (2002)

Jul. 2003 Finanzvereinigung und Verwaltung der Beruf und Ortversicherten

3. Verwaltung, Behörden, Strukturen, Systeme

Die Gesundheitsversicherung wird vom Ministerium für Gesundheit und Familie, National Health Insurance Corporation (NHIC) und der Gesundheitsversicherung Prüf & Kontrollbehörde verwaltet. Das Ministerium für Gesundheit und Familie ist der Hauptgestalter und Verwalter der Gesundheitsversicherung. Sie ist für die politischen Entscheidungen und Durchführungen in der Gesundheitsversicherung zuständig. Ebenso ist sie auch für die Gesundheitspolitik, Sicherung und Entwicklung des

Gesundheitssystems, für die Wirtschaftlichkeit, sowie für Erhalten und Stärkung der Gesundheitsversicherung verantwortlich. Die National Health Insurance Corporation (NHIC) ist der Versicherer der Gesundheitsversicherung und ist für die Beitragserhebung, der Einnahme und der Auszahlung zuständig. Im Weiteren ist die Gesundheitsversicherung Prüf & Kontrollbehörde für die Kontrolle der beantragten Kosten der Gesundheit und Pflege Einrichtungen, sowie für die Prüfung der Angemessenheit der Auszahlungen zuständig.

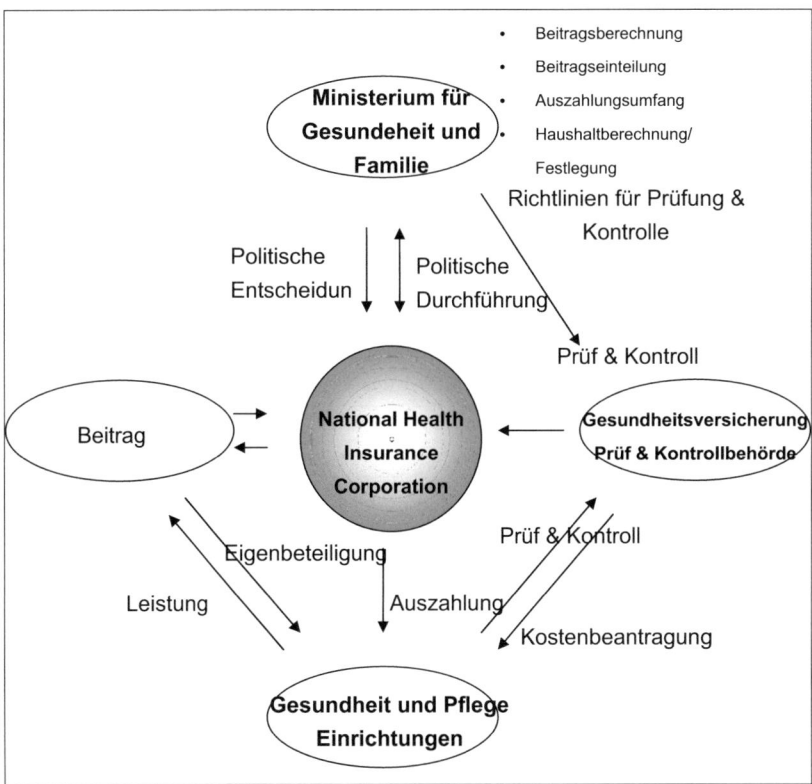

Abbildung 1. Aufgaben und Verwaltungen des Ministerium für Gesundheit und Familie, NHIC, und der Gesundheitsversicherung Prüf & Kontrollbehörde. (Quelle: NHIC)

4. Versicherungsrate der Bevölkerung und die Einteilung

4.1. Aktueller Stand der Gesundheitversicherten in Süd Korea

Seit Juli 1989 wird die vollständige-Krankenversicherung durchgeführt und für alle Bürger wird eine Gesundheitsversicherung garantiert. Aktuell (ende 2007) sind 96.3% (47,82 Millionen) der gesamten Bevölkerung beim NHIC versichert. In den restlichen 3.7% (1,83Millionen) fallen die die Lebensunterhaltempfänger, Personen mit seltenen schwerwiegenden Erkrankungen sowie Kinder unter 12 Jahren. In dieser Gruppe wird die Gesundheitsversorgung durch das Medizinversorgunsgeld garantiert.

4.2. Einteilung der Gesundheitsversicherung

Die Gesundheitsversicherung wird groß in zwei Kategorien unterteilt, die Berufsversicherten sind alle die im Betrieb arbeiten, sowie Beamte und Lehrberufe. Alle und deren Familie die nicht in diese Kategorie fallen, also Landwirtschaftregion Einwohner, See Region Einwohner und Stadtgebiet Freiberufler gehören in die Ortsversicherten Gruppe.

Verteilung		Personen	Prozent
	Beruf	2,942	59.2
Gesundheitsversicherung	Ort	1,840	37.1
	Gesamt	4,782	96.3
	Typ 1	106	2.1
Medizinversorgungsgeld	Typ 2	79	1.6
	Gesamt	4,782	96.3
Gesamt		4,967	100

Tabelle 1. Anzahl und Prozent der Versicherten nach den verschiedenen Gruppen. (Quelle: NHIC, Stand 31.12.2007, Personen in 10000, %) [Versicherungsstand]

5. Beitragserhebung und Gruppenzugehörigkeit

Nach dem Stand im Jahre 2007 wird der Versicherungsbeitrag in der Berufgruppe mit 4.77% auf dem mittleren Monatsgehalt berechnet. Von den 4.77% zahlt der Versicherer und der Arbeitsgeber jeweils die Hälfte des Gesamtbetrages. Unterschiede in bestimmten Berufsgruppen und die genaue Berechnung nach dem Monatseinkommen sind in der Tabelle 2 und 3 aufgelistet.

Tabelle 2. Verschiedene Berufsgruppen und deren Versicherungsbeitrag in Prozent.

Verteilung	Gesamt	Versicherte	Arbeitsgeber	Staat
Arbeiter	4.77(100)	2.385(50)	2.385(50)	-
Beamte	4.77(100)	2.385(50)	-	2.385(50)
Lehrer/Angestellte an Privatschulen	4.77(100)	2.385(50)	1.431(30)	0.954(20)
Soldaten	4.77(100)	2.385(50)	-	2.385(50)

(Quelle: NHIC)

Mittlerer Monatsgehalt (Jahresgehalt/Arbeitsmonate)	Versicherungsbetrag (Prozent)	Berechnung des Versicherungsbetrages
Unter 280000 Won	2.385%	=280000 x 2.385%
280000 – 65790000 Won	2.385%	=Monatsgehalt x 2.385%
Über 65790000 Won	2.385%	= 65790000 Won x 2.385%

Tabelle 3. Berechnung des Versichertenbeitrages nach dem monatlichen Einkommen (Quelle: NHIC)

Im Gegensatz zur Berufsgruppe ist In der Ortsgruppe das monatliche Einkommen nicht genau feststellbar und wird deshalb durch mehrere Parameter wie z.b. Einkommen und Vermögen, Autobesitz, Lebensstatus, wirtschaftliche Tätigkeit usw. berechnet. In jeder Kategorie werden nach eine Skala Punkte vergeben und nachher zusammengerechnet. Die Punktvergabe und die Berechnungen sind sehr komplex und nur schwer überschaubar (wird nicht näher darauf eingegangen).

6. Finanz & Zukunft

6.1. Kostensteigerung durch Versicherungsleistung Erweiterung, Alterung und Neuerkrankungen

2001 stand das NHI fast vor dem finanziellen Ruin worauf hin eine Sanierung mit Beitragserhöhung, Staatsfinanzerhöhung und Behandlungskostensenkung durchgeführt wurde. November 2007 verweiste das NHIC erneut in ihrem Finanzplan darauf hin, das das durchschnittliche Einkommen im Monat bei 1 Bil. 600 Mrd. Won liegt. Im Gegensatz dazu sich die Ausgabenkosten bei rund 2 Bil. Won. belaufen. Voraussichtlich wird Ende des Jahres 2007 der Restbetrag von 1 Bil. 640 Mil. auf 800 Mil. Won sinken. Das NHIC erklärt dies mit gestiegenen Kosten, Neuerkrankungen bei Krebs und durch die Erweiterung der Versicherungsleistungen (z.B. Übernahme der Esskosten bei einem Stationären Aufenthalt). Auch die Alterung in der Bevölkerung mit steigendem Anteil der über 60 Jährigen die für den Großteil der Kosten verantwortlich ist spielt hierbei eine wichtige Rolle.

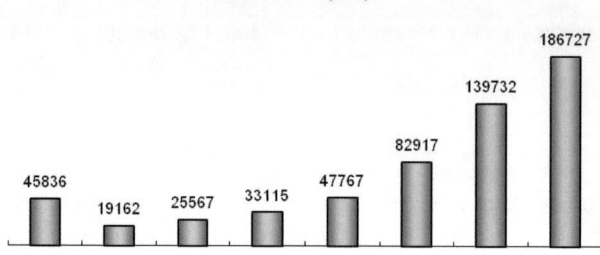

Monatliche Kassenausgaben pro Person nach Altersgruppen 2007
(Won)

Abbildung 2. Monatliche Ausgaben des NHIC pro Person nach Altersgruppen (Won, 2007) (Quelle: NHIC)

Won	Euro
10 000	6
1 Mil.	600
1 Mrd.	600 000
1 Bil.	6 Mil.

Tabelle 4. Hilfstabelle zur Won Euro Umrechnung

6.2. Zukünftige Beitragserhöhung

Um die stetig steigenden Kosten abzudecken erhöhte das NHIC 2008 den Beitrag erneut von 4.77% auf 5.08%. Ebenso führte sie die Selbstbeteiligung für die Medizinversorgungsgeld Empfänger ein. Damit ist Ende 2008 wieder ein Anstieg und somit ca. 2 Bil. 4 Mrd. Won im Resthaushalt zu erwarten. Nach den Berechnungen des Gesundheitsforschungsinstituts, eine Unterorganisation des NHIC, sollen die Gesundheitsausgaben im Jahr 2009 mit 30 Bil. 767 Mrd. Won um 13.5% höher liegen als im Jahr 2008. Um diese Kosten aufbringen zu können müsste das NHIC den Beitrag jährlich bis 2015 um ca. 6.9% erhöhen.

Verteilung		2003	2004	2005	2006	2007
Einkommen	Gesamt	168,231	185,722	-	223,878	252,697
	Beitrag	131,807	148,745	-	185,516	215,979
	Staat	27,792	28,567	-	28,698	27,042
	Tabaksteuer	6,446	6,263	-	9,664	9,676
	Andere	2,186	2,147	-	-	-

8

Ausgaben	Gesamt	**157,437**	**170,043**	-	**224,625**	**255,544**
	Behandlungskosten	149,522	161,311	-	214,893	245,614
	Verwaltungskosten	7,085	7,901	-	8,968	9,734
	Andere	830	831	-	764	196
Jahresabrechnung		**10,794**	**15,679**	-	**-747**	**-2,847**
Kumulativ		**-14,922**	**757**	-	**11,798**	**8,951**

Tabelle 5. Haushalt (Einnahmen, Ausgaben, Restbetrag) des NHIC 2003- 2007in 100 Mrd. Won (2005 keine Daten vorhanden, Quelle: NHIC)

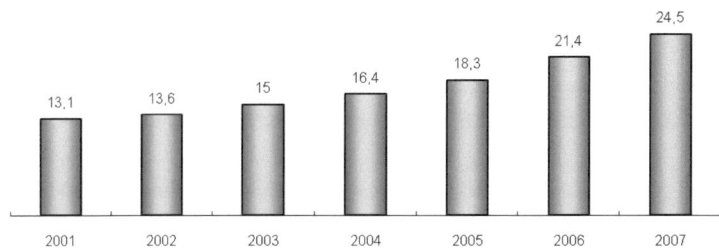

Abbildung 3. Behandlungskosten 2001-2007 (in Bil. Won, Quelle: NHIC)

6.3. Private Finanzierung

2005 betrugen die Behandlungskosten insgesamt 18.3 Bil. Mrd. Won, wovon 74.1% (13.8 Bil. Won) vom NHI getragen wurden. Der Privat getragene Anteil beläuft damit auf 25.9%. Allerdings muss berücksichtigt werden dass die Statistik nur auf den Ausgaben der Behandlungskosten des NHIC beruhen. Die rein Privatbezahlten Leistungen sind in dieser Statistik nicht mit einbeschlossen. Der tatsächlich privat finanzierte Anteil ist somit in Wirklichkeit wesentlich höher, worüber es aber keine genauen Statistiken gibt. Trotz diesem hohen privaten finanziellen Anteil ist Aufgrund des knappen Haushalts für 2009 eine Erhöhung des Privatanteils bei Hausärzten von 30% auf 35% und im Krankenhaus von 40% auf 50% geplant.

7. Lücken, Probleme, und Lösungsansätze

7.1. Mitversicherte mit Einkommen die keinen Beitrag zahlen

Eine Mitversicherung ist bei Ehepartnern, Kindern und Geschwistern möglich soweit sie kein eigenes Einkommen haben und vom Einkommen des Versicherten leben. Das Einkommen des Mitversicherten beschränkt sich hierbei auf das Arbeitseinkommen und Mietseinkommen. Ein großes Problem besteht darin das hierbei die Einkommen durch Geldinstitute (Zinsen, Aktien. Etc) nicht erfasst werden. Ein anderes Problem ist es, das es von der Arbeitsanmeldung von Freiberuflern bis zur Einkommenserfassung und zur Weiterleitung der Daten an das NHIC fast 2 Jahre dauert. Da in den seltensten Fällen einer sein Einkommen freiwillig an das NHIC meldet gehen dadurch Jährlich Mrd. Won verloren. Durch die Lücke im Gesetz gibt es aber keine Möglichkeit, den zwischenzeitlich nicht gezahlten Beitrag später zu fordern.

Laut dem NHIC waren es im Jahr 2007 80 0231 Personen die trotz Einkommen als Mitversicherte angemeldet waren und so keinen Beitrag zahlten. Darunter 1701 Personen die jährlich über 1 Mrd. Won und 29 Personen die jährlich über 10 Mrd. Won verdienten. Ebenso auch 18712 Personen die trotz Grundstück und Immobilienbesitz im Wert von über 3 Mrd. Won (Marktwert über 10 Mrd. Won), keinen Beitrag zahlten. Darunter 758 Personen deren Grundstück/Immobilien Wert bei über 10 Mrd. Won lag und 3 Personen mit einem Vermögen von über 100 Mrd. Won.

Um diese Lücke zu schließen wäre die Vereinigung der Versicherungsbeitrag Einnahme Behörde mit den Steuerbehörden sinnvoll. Dies würde zu einer schnellen Erfassung der Arbeitsnehmer und deren Vermögen führen.

7.2. Medizinversorgungsgeld-Empfänger (MVE)

Die Anzahl der Medizinversorgungsgeld Empfängers steigt mit Einschließung der chronisch Kranken, seltenen Erkrankungen und Kinder unter 12 Jahren stätig an. Ende 2007 sind es 1.85 Mio. Personen das einem Anteil von 3.7% den Gesamtversicheten ausmacht.

Die Medizinversorgungsgeld-Empfänger waren komplett vom Beitrag befreit und hatten Anspruch auf jeglichen Medizinservice nach beliebigem wollen. Die führte dazu dass dieses System von Pharmazeuten und Ärzten ausgenutzt wurde. [Laut der Statistik 2005 war ein Medizinversorgungsgeld-Empfänger mit insgesamt 2287-mal am meisten beim Arzt. Sam/Sonntage und Feiertage mit eingerechnet sind das 6-7mal am Tag jedes Jahr fließen Über 4Bil. Won hinein aber keiner weiß ob sich die Lebensqualität oder die Gesundheit der Medizinversorgungsgeld-Empfänger wirklich bessert. Es gab weder Objektiv noch Subjektiv Messungen bzw. Evaluationen] (Gesundheitsminister You, shi-min 2005)

Um dies zu verbessern müssen die Medizinversorgungsgeld-Empfänger ab dem 1.Juli 2007 ein Teil der Behandlungskosten selber bezahlen. Sie müssen bei einer Behandlung in der Praxis 1000 Won, im Krankenhaus 1500 Won, im Universitätskrankenhaus 2000 Won, Apotheke 500 Won, und für MRI·CT·PET Untersuchungen 5% der anfallenden Kosten tagen. Bei Stationärer Behandlung entfällt jedoch dieser Betrag. Außerdem entfällt dieser Betrag bei unter 18 Jährigen, Schwangeren, Angehörigenlose, erkrankten seltener Krankheiten und Organtransplantierte. Für die Typ 1 Medizinversorgungsgeld Empfängern gibt es vom Staat, für die Behandlungskosten gedacht, jeden Monat 6000 Won Gesundheitserhaltungsgeld. Es wird vom Staat für jeden Empfänger ein Konto eröffnet und der Restbetrag am Jahresende wird an den jeweiligen überwiesen.

7.3. Tausch von Beruf in die Ortsgruppe

Durch Verlust des Arbeitsplatzes wird man automatisch von der Berufsgruppe in die Ortsgruppe eingeteilt. Da die Beitragserhebung in der Ortsgruppe durch Vermögen, Haus, Auto, etc. besteht ist es meistens der Fall das man trotz Arbeitsverlust Beiträge zahlen muss die sogar höher sind als zuvor. Für die Betroffenen, die durch den Arbeitsverlust schon ohnehin in schwieriger Situation sind stellt dies ein großes Problem dar.

7.4. Ausländische Hilfsarbeiter, Studenten

Die Ausländer sowie die ausländischen Hilfsarbeiter sind nicht zur Gesundheitsversicherung verpflichtet. Nur ca. 60% der Ausländische Hilfsarbeiter die mit einem Arbeitserlaubnis eingereist sind, sind Gesundheit versichert. Dazu kommen noch die 200 000 Illegalen Arbeiter die keine Chance haben sich zu versichern. Diese Gruppe ist aber besonders den Verletzung und Gesundheitsschädlichen Risiken der Industrie ausgesetzt. Trotz der vielen Unfälle die im Arbeitsbereich passieren haben sie keine Möglichkeit sich behandeln zu lassen.

8. Schlussbemerkung

Das koreanische Gesundheitssystem mit dem NHIC ist im Gegensatz zu Deutschland ein sehr junges System mit noch vielen verbesserungsbedürftigen Punkten. Aber insgesamt ist die Grundversorgung, besonders für die Sozialbenachteiligten, gewährleistet. Das ständige Erkennen und Bearbeiten von Problemen und Lücken, wird es möglich machen ein Vorbildliches und für die Mehrheit ein zufriedenstellendes System darzustellen. Der Vergleich verschiedener Gesundheitssysteme, um die eigenen Schwachpunkte besser zu erkennen und zu Verbessern, spielt hierbei eine besonders wichtig e Rolle.

Referenzen

National Health Insurance Corporation http://www.nhic.or.kr/
 (Gesundheitsbericht, Gesundheitsdaten, Richtlinien, Juristische Daten)
Statistisches Database http://www.nhic.or.kr/wbm/wbmb/wbmb_1000_f.jsp
Korean National Statistical Office- http://www.nso.go.kr/
건강보험의 이론과 실제 (*Theorie und Praxis der Gesundheitsversicherung*)
5.Auflage 2008 ISBN-10 : 8956291322
http://www.oecd.org/document/6/0,3343,en_2649_34487_16662342_1_1_1_1,00.ht
ml
www.oecd.org/health/healthdata
Stellungnahme an das Volk über Medizinversorgungsgeld(Gesundheitsminister You,
shi-min) http://www.usimin.co.kr